ACIDE BORIQUE (SANTÉ FÉMININE)

INFECTIONS À LEVURES DU VAGIN ET SOULAGER LES SYMPTÔMES TELS QUE LES DÉMANGEAISONS, LES BRÛLURES ET BIEN PLUS

LAURA O. DAVIS

CONTENTS

INTRODUCTION

L'acide borique, un composé polyvalent aux applications diverses, joue un rôle central dans divers domaines en raison de ses propriétés uniques. Dans cette introduction complète, nous approfondissons les principes fondamentaux, retraçant ses origines, élucidant sa structure chimique et examinant son évolution historique.

Qu'est-ce que l'acide borique ?

L'acide borique, scientifiquement connu sous le nom d'acide orthoborique ou borate d'hydrogène, est un acide de Lewis monobasique faible de bore. Il est constitué d'atomes de bore, d'oxygène et d'hydrogène, représentés par la formule chimique H_3BO_3. Cette substance blanche et cristalline présente des propriétés remarquables qui contribuent à son utilisation généralisée dans les industries et les ménages.

L'acide borique existe naturellement dans la croûte terrestre, la vapeur volcanique, l'eau de mer et certains fruits. Son extraction implique souvent la réaction du borax, un minéral contenant du bore, avec des acides minéraux. Le produit résultant, l'acide borique, apparaît comme incolore

ou des cristaux blancs, se dissolvant facilement dans l'eau.

APERÇU HISTORIQUE

La trajectoire historique de l'acide borique remonte à plusieurs siècles, démontrant son importance dans diverses cultures et avancées scientifiques. Des traces de borax, précurseur de l'acide borique, ont été trouvées dans d'anciens manuscrits romains et arabes, où il était utilisé à des fins de nettoyage.

Au XIXe siècle, le chimiste français Joseph Louis Gay-Lussac a synthétisé pour la première fois l'acide borique. Le composé a gagné en importance en tant que substance polyvalente avec des applications dans diverses industries, de la médecine à l'agriculture. Ses propriétés antiseptiques ont été reconnues, conduisant à son utilisation dans le soin et la préservation des plaies.

Tout au long du XXe siècle, l'acide borique a trouvé des applications dans les centrales nucléaires, où il a servi d'absorbeur de neutrons, soulignant ainsi son rôle dans les avancées technologiques de pointe. Le parcours du complexe, des pratiques anciennes aux industries modernes, reflète son importance durable et son adaptabilité.

PROPRIÉTÉS CHIMIQUES ET STRUCTURE

Comprendre les subtilités chimiques de l'acide borique est crucial pour comprendre sa polyvalence fonctionnelle. La structure chimique de l'acide borique consiste en une configuration planaire trigonale, avec du bore au centre lié à trois atomes d'oxygène. Cette disposition confère des caractéristiques uniques au composé.

ACIDITÉ ET CAPACITÉ TAMPON

L'acide borique présente un comportement amphiprotique, agissant à la fois comme donneur et accepteur de protons. Dans les solutions aqueuses, il agit comme un acide faible, ses propriétés acides étant attribuées à la dissociation des ions hydrogène. La capacité tampon du composé le rend précieux pour maintenir l'équilibre du pH, une caractéristique exploitée dans diverses applications, telles que les systèmes biologiques et chimiques.

STABILITÉ THERMIQUE

L'acide borique démontre une stabilité thermique exceptionnelle, avec sa température de décomposition dépassant 170°C. Cette propriété le rend adapté aux applications dans des environnements à haute température, notamment à la fabrication de matériaux résistant au feu.

SOLUBILITÉ ET RÉACTIVITÉ

L'acide borique est soluble dans l'eau, permettant une incorporation facile dans des solutions aqueuses. Sa réactivité s'étend aux interactions avec les alcools et certains composés organiques, contribuant à son rôle dans la synthèse et les processus chimiques.

PROPRIÉTÉS ANTIMICROBIENNES

Les propriétés antimicrobiennes du composé proviennent de sa capacité à perturber les membranes cellulaires et les voies métaboliques des micro-organismes. Cette caractéristique a des implications dans les applications médicales et hygiéniques, où l'acide borique est utilisé pour ses propriétés antiseptiques et antifongiques.

CHAPITRE 1

L'acide borique dans la vie quotidienne

L'acide borique, au-delà de ses applications chimiques et industrielles, imprègne divers aspects de la vie quotidienne, améliorant la fonctionnalité des tâches ménagères, des soins personnels et même de certaines pratiques médicales. Dans cette exploration complète, nous décortiquons les innombrables façons dont l'acide borique contribue au tissu de l'existence quotidienne.

USAGES DOMESTIQUE

La présence de l'acide borique dans la maison est à la fois subtile et significative, offrant des solutions pratiques aux défis courants. La polyvalence du composé est illustrée par ses diverses applications pour maintenir un environnement de vie propre et exempt de parasites.

· APPLICATIONS DE NETTOYAGE

L'acide borique est un allié fidèle dans le nettoyage ménager, possédant des propriétés antimicrobiennes et antifongiques. En tant qu'abrasif doux, il aide à récurer les surfaces tout en inhibant la croissance des bactéries. Des comptoirs de cuisine aux carreaux de salle de bain, l'acide borique est un agent nettoyant puissant mais doux.

Son efficacité s'étend à la lutte contre les taches tenaces, où une pâte d'acide borique et d'eau peut être appliquée sur les surfaces, éliminant la saleté et les décolorations. La faible toxicité du composé en fait une alternative plus sûre que les nettoyants chimiques agressifs, répondant ainsi à la demande croissante de solutions de nettoyage respectueuses de l'environnement.

ANTIPARASITAIRE

Les prouesses de l'acide borique dans la lutte antiparasitaire sont reconnues. Agissant comme un insecticide, il perturbe l'exosquelette des ravageurs, entraînant leur disparition. Sous forme de poudre, stratégiquement placé autour des points d'entrée et des zones de nidification, l'acide borique agit comme une formidable barrière contre les parasites domestiques courants tels que les cafards, les fourmis et les poissons d'argent.

Son mode d'action est double : non seulement il élimine les ravageurs existants, mais il agit également comme mesure préventive en dissuadant leur retour. Cette double fonctionnalité fait de l'acide borique un choix durable pour les ménages souhaitant maintenir un environnement exempt de parasites sans recourir à des produits chimiques agressifs.

ENTRETIEN DU LINGE ET DES TISSUS

Le rôle de l'acide borique s'étend à la buanderie, où il sert de rehausseur de lessive et d'assouplissant. En améliorant le pouvoir nettoyant des détergents, il aide à éliminer les taches et les odeurs, garantissant ainsi que les vêtements sortent du lavage rafraîchis et désinfectés.

De plus, l'acide borique présente des propriétés adoucissantes pour les tissus, contribuant ainsi à la longévité et à la douceur des vêtements. Cette double fonction en fait un ajout précieux aux routines de lessive, où sa nature douce mais efficace s'aligne avec le désir de propreté et de soin des tissus.

BEAUTÉ ET SOINS PERSONNELS

La nature douce mais efficace de l'acide borique le positionne comme un composant précieux dans divers produits de beauté et de soins personnels, contribuant aux régimes de soins de la peau et à la santé oculaire.

PRODUITS DE SOINS DE LA PEAU

Dans le domaine des soins de la peau, l'acide borique trouve des applications dans diverses formulations en raison de ses propriétés antimicrobiennes. Il sert de conservateur dans les crèmes, lotions et onguents, empêchant la croissance de bactéries et de champignons qui pourraient compromettre l'intégrité de ces produits. De plus, les propriétés exfoliantes douces de l'acide borique le rendent adapté à certains nettoyants, aidant à éliminer les cellules mortes de la peau et favorisant un teint plus clair.

SOIN DES YEUX

L'acide borique joue un rôle crucial dans les soins oculaires, notamment dans la préparation de solutions salines et de collyres. Sa douceur et son pouvoir tampon contribuent à la création de solutions isotoniques utilisées pour le rinçage et le nettoyage des yeux. L'utilisation de l'acide borique dans les soins oculaires souligne sa sécurité et sa compatibilité avec les tissus oculaires sensibles.

APPLICATIONS MÉDICALES

Au-delà du domaine domestique, l'acide borique trouve son utilité dans certaines applications médicales, tirant parti de ses propriétés antiseptiques et de sa nature douce.

PROPRIÉTÉS ANTISEPTIQUES

Les qualités antiseptiques de l'acide borique en font un composant précieux dans le soin des plaies et les solutions antiseptiques. Sa capacité à inhiber la croissance des bactéries et des champignons contribue à la prévention des infections, favorisant la cicatrisation des plaies, coupures et écorchures mineures. Dans ce contexte, elle s'aligne sur les principes des techniques aseptiques en soins de santé.

TRAITEMENTS TOPIQUES

En dermatologie, l'acide borique est utilisé dans certains traitements topiques pour des affections telles que la dermatite et les infections fongiques. Son action douce mais efficace le rend adapté à une application sur la peau, offrant un soulagement sans provoquer d'irritation excessive.

SANTÉ DE L'OREILLE

Le rôle de l'acide borique s'étend à la santé des oreilles, où il est utilisé dans la préparation de certaines gouttes auriculaires. Ses propriétés antifongiques et antibactériennes le rendent efficace pour traiter les otites mineures et maintenir un environnement auditif sain.

CHAPITRE 2

Applications agricoles et de jardin

Les applications de l'acide borique s'étendent au-delà des ménages et des soins personnels, apportant des contributions significatives au domaine de l'agriculture et du jardinage. Dans cette exploration complète, nous approfondissons les rôles multiformes de l'acide borique, allant de l'enrichissement des sols à la lutte antiparasitaire et à l'atténuation des maladies des plantes.

AMENDEMENT DES SOLS ET FERTILISATION

L'acide borique apparaît comme un élément crucial dans les stratégies d'amendement des sols, jouant un rôle central dans l'amélioration de la fertilité des sols et de la nutrition des plantes. Comprendre son influence sur la composition du sol et la disponibilité des éléments nutritifs est fondamental pour maximiser la productivité agricole.

COMPOSITION NUTRIMENTAIRE

Le bore, élément clé de l'acide borique, est un micronutriment essentiel à la croissance des plantes. Il contribue à divers processus physiologiques, notamment la division cellulaire, le métabolisme des glucides et la synthèse des acides nucléiques. Une carence en bore peut entraîner un retard de croissance, un mauvais développement des fruits et avoir un impact négatif sur les rendements des cultures.

RÉGULATION DU PH DU SOL

L'acide borique sert de tampon, aidant à réguler les niveaux de pH du sol. Le maintien d'une plage de pH optimale est vital pour la disponibilité des nutriments ; l'acide borique aide à prévenir l'acidité du sol, garantissant ainsi que les minéraux essentiels sont accessibles aux plantes. Cette capacité de régulation du pH est particulièrement bénéfique dans les régions où prédominent les sols acides.

PRATIQUES DE FERTILISATION

L'acide borique est un ingrédient clé de certains engrais, fournissant au sol le bore essentiel. Ces engrais, souvent qualifiés d'amendements contenant du bore, comblent la carence en bore dans les sols, fournissant aux cultures une source de nutriments constante et équilibrée.

APPLICATION FOLIAIRE

En plus de l'incorporation dans le sol, l'acide borique trouve une application par pulvérisation foliaire. Cette méthode facilite l'absorption directe du bore par les feuilles des plantes, contournant ainsi les carences potentielles du sol. L'application foliaire est particulièrement efficace pendant les étapes critiques de croissance, garantissant que les plantes reçoivent un apport nutritionnel immédiat et ciblé.

AMÉLIORER LA QUALITÉ DES RÉCOLTES

L'utilisation stratégique de l'acide borique dans les pratiques de fertilisation est connue pour améliorer la qualité des produits agricoles. Il contribue à améliorer le développement des fruits, à augmenter la production de graines et à améliorer la vitalité globale des cultures. L'incorporation équilibrée du bore dans les régimes de fertilisation témoigne de l'importance de l'acide borique dans l'agriculture moderne.

LUTTE ANTIPARASITAIRE EN AGRICULTURE

En milieu agricole, l'acide borique joue un rôle dans les stratégies de lutte intégrée contre les ravageurs (IPM). Ses propriétés insecticides en font une alternative écologique aux pesticides chimiques traditionnels, s'alignant sur des pratiques agricoles durables et respectueuses de l'environnement.

MÉCANISME DE PERTURBATION DES INSECTES

L'acide borique agit comme un poison gastrique pour les insectes. Lorsqu'il est ingéré, il perturbe leurs processus digestifs et entraîne la mort. Le mode d'action est spécifique aux insectes, ce qui en fait une solution ciblée qui minimise les dommages collatéraux sur les organismes non ciblés.

MÉTHODES D'APPLICATION

L'acide borique peut être appliqué sous diverses formes, notamment sous forme de poudre et de pulvérisation. Ces formulations peuvent être distribuées stratégiquement dans et autour des cultures pour dissuader et contrôler les populations de ravageurs. Cette polyvalence dans les méthodes d'application permet une adaptabilité à différents contextes agricoles et types de cultures.

GESTION DE LA RÉSILIENCE DES NUISIBLES

En intégrant l'acide borique dans les pratiques de lutte antiparasitaire, les agriculteurs peuvent gérer efficacement la résilience aux ravageurs. Le risque réduit de développement de résistance, associé à sa faible toxicité pour les humains et les animaux, positionne l'acide borique comme un choix durable et respectueux de l'environnement dans la lutte antiparasitaire.

MALADIES DES PLANTES ET FONGICIDES

Les propriétés antifongiques de l'acide borique étendent son utilité à la gestion des maladies des plantes causées par des champignons. Les infections fongiques peuvent dévaster les cultures, entraînant des pertes de rendement et une qualité compromise des aliments. L'acide borique, agissant comme fongicide, inhibe la croissance et la prolifération de ces agents pathogènes.

ACTIONS PRÉVENTIVES ET CURATIVES

L'acide borique peut être utilisé à la fois préventif et curatif. À titre préventif, il agit comme une barrière protectrice, empêchant l'établissement d'infections fongiques. En cas d'infections existantes, il peut être appliqué pour atténuer la propagation et la progression de la maladie.

FORMULATIONS ET TECHNIQUES D'APPLICATION

Les pulvérisations fongicides à base d'acide borique sont couramment utilisées pour traiter le feuillage et les parties de plantes affectées. De plus, l'arrosage du sol avec des solutions d'acide borique peut lutter contre les agents pathogènes fongiques présents dans le sol, protégeant ainsi le système racinaire de la plante. Ces techniques d'application garantissent une protection complète contre un large éventail de maladies fongiques.

TRAITEMENT DES SEMENCES

L'acide borique trouve une application dans le traitement des semences, protégeant les graines en germination des infections fongiques. Cette intervention précoce contribue à des semis plus sains et établit les bases d'un développement robuste des cultures.

GESTION DURABLE DES MALADIES

L'inclusion de l'acide borique dans les pratiques de gestion des maladies est conforme aux principes de l'agriculture durable. Son faible impact environnemental, associé à son efficacité contre une gamme d'agents pathogènes fongiques, le positionne comme un outil précieux pour les agriculteurs à la recherche de solutions respectueuses de l'environnement.

CHAPITRE 3

Utilisations industrielles de l'acide borique

La polyvalence de l'acide borique s'étend au-delà des applications domestiques et agricoles, trouvant un rôle central dans divers secteurs industriels. Dans cette exploration complète, nous explorons les façons complexes dont l'acide borique contribue à l'ignifugation, à la préservation du bois et aux processus complexes de l'industrie du verre et de la céramique.

IGNIFUGES

L'acide borique constitue la pierre angulaire du développement de matériaux ignifuges, contribuant à améliorer la sécurité incendie d'une myriade de produits. Ses propriétés uniques jouent un rôle crucial en empêchant l'inflammation et la propagation des flammes, ce qui en fait un composant inestimable dans diverses applications industrielles.

MÉCANISME D'ACTION

L'acide borique, lorsqu'il est incorporé dans des formulations ignifuges, subit des réactions chimiques lors de la combustion. Il libère de la vapeur d'eau et forme une couche protectrice, connue sous le nom de charbon contenant du bore, à la surface du matériau. Cette couche de charbon agit comme une barrière, réduisant le transfert de chaleur et ralentissant le processus de combustion.

APPLICATIONS DANS LES TEXTILES ET POLYMÈRES

Dans l'industrie textile, l'acide borique est souvent utilisé comme ignifuge pour les tissus et les vêtements. Lorsqu'il est appliqué ou tissé dans des textiles, il améliore leur résistance à l'inflammation, contribuant ainsi au développement de vêtements, de tissus d'ameublement et de rideaux ignifuges.

MATÉRIAUX POLYMÈRES

Le rôle de l'acide borique s'étend aux polymères, où il est utilisé dans la production de plastiques ignifuges. L'incorporation d'acide borique dans des matrices polymères confère des propriétés ignifuges, garantissant que les matériaux utilisés dans diverses industries, telles que l'électronique et la construction, répondent à des normes de sécurité strictes.

PRÉSERVATION DU BOIS

Le bois, matériau de construction essentiel, est sensible à la pourriture et aux infestations de ravageurs. L'acide borique apparaît comme une solution durable et efficace pour la préservation du bois, préservant son intégrité structurelle et sa longévité.

PROPRIÉTÉS FONGIQUES ET INSECTICIDES

L'acide borique, lorsqu'il est appliqué sur les surfaces en bois ou incorporé dans des formulations de traitement, agit contre les champignons et les insectes destructeurs du bois. Ses propriétés fongicides et insecticides contribuent à la prévention de la pourriture et à la dissuasion des ravageurs xylophages, assurant ainsi la durabilité des structures en bois.

PROCÉDÉS D'IMPRÉGNATION

La préservation du bois à l'acide borique implique souvent des méthodes de traitement sous pression. Le bois est soumis à des conditions de haute pression, permettant à la solution d'acide borique de pénétrer profondément dans sa structure cellulaire. Ce processus d'imprégnation assure une protection complète contre les menaces superficielles et internes.

EFFICACITÉ À LONG TERME

L'efficacité à long terme du bois traité à l'acide borique en fait un choix idéal pour les applications où la durabilité et la résistance aux facteurs environnementaux sont primordiales. Des composants structurels des bâtiments aux structures extérieures en bois, l'incorporation d'acide borique dans la préservation du bois s'aligne sur les pratiques de construction durable.

INDUSTRIE DU VERRE ET DE LA CÉRAMIQUE

L'acide borique joue un rôle crucial dans l'industrie du verre, contribuant à la production de produits en verre de haute qualité. En tant qu'agent fondant, il abaisse le point de fusion du verre, facilitant ainsi les processus de fusion et de mise en forme dans la fabrication du verre.

RÉDUCTION DE LA TEMPÉRATURE ET STABILITÉ

En réduisant la température de fusion requise, l'acide borique améliore l'efficacité énergétique de la production de verre. De plus, il contribue à la stabilité et à la durabilité des produits en verre, les rendant adaptés à diverses applications, du verre d'emballage au verre spécial utilisé dans l'électronique.

EMAILS ET ÉMAUX CÉRAMIQUES

Dans l'industrie céramique, l'acide borique est un composant clé des formulations de glaçages. Son inclusion améliore les propriétés de viscosité et d'écoulement des émaux, contribuant à la création de surfaces lisses et esthétiques sur les produits céramiques.

REVÊTEMENTS D'ÉMAIL

Le rôle de l'acide borique s'étend aux revêtements d'émail sur les surfaces métalliques. En servant d'agent fluxant, il améliore l'adhérence et la durabilité de l'émail, assurant une finition protectrice et visuellement attrayante sur des produits tels que les ustensiles de cuisine, les électroménagers et les sanitaires.

APPLICATIONS À L'INDUSTRIE NUCLÉAIRE

L'acide borique trouve des applications uniques dans l'industrie nucléaire, où il est utilisé comme absorbeur de neutrons dans certains types de réacteurs nucléaires. Sa capacité à contrôler la vitesse des réactions nucléaires et à absorber les excès de neutrons contribue à la sécurité et à l'efficacité de la production d'énergie nucléaire.

CHAPITRE 4

L'acide borique en santé et en médecine

L'acide borique, connu pour ses propriétés polyvalentes, étend son influence dans le domaine de la santé et de la médecine. Dans cette exploration complète, nous approfondissons les façons complexes dont l'acide borique contribue à la santé, englobant ses propriétés antifongiques, son rôle dans la cicatrisation des plaies et ses applications antiseptiques, ainsi que son importance en tant que complément alimentaire.

PROPRIÉTÉS ANTIFONGIQUES

Les propriétés antifongiques de l'acide borique le positionnent comme un agent précieux dans le traitement de diverses infections fongiques. Son mécanisme d'action consiste à perturber la structure cellulaire et les processus métaboliques des champignons, inhibant ainsi leur croissance et leur reproduction. Cela rend l'acide borique particulièrement efficace contre un large éventail d'espèces fongiques, notamment Candida et Aspergillus.

APPLICATIONS EN SANTÉ VAGINALE

En gynécologie, les suppositoires d'acide borique sont utilisés pour gérer la candidose vulvo-vaginale récurrente (RVVC). L'action antifongique de l'acide borique aide à rééquilibrer l'environnement microbien dans le vagin, offrant ainsi une option de traitement alternative aux personnes souffrant d'infections chroniques à levures.

UTILISATIONS DERMATOLOGIQUES

L'acide borique trouve des applications en dermatologie, où il est utilisé dans des formulations topiques pour traiter les infections cutanées fongiques. Les crèmes et onguents contenant de l'acide borique peuvent être efficaces dans le traitement d'affections telles que le pied d'athlète et la teigne, offrant des bienfaits antifongiques tout en minimisant les effets indésirables sur la peau.

SOLUTIONS OPHTALMIQUES

Les propriétés antifongiques de l'acide borique s'étendent à l'ophtalmologie, où il est incorporé dans des gouttes oculaires pour traiter les infections oculaires fongiques. Sa nature douce le rend adapté aux applications oculaires, contribuant à la gestion de pathologies telles que la conjonctivite fongique.

CICATRISATION DES PLAIES ET UTILISATIONS ANTISEPTIQUES

Les qualités antiseptiques de l'acide borique le positionnent comme un élément précieux dans le soin des plaies. En solutions diluées, il présente une activité antimicrobienne contre les bactéries et les champignons, contribuant à la prévention des infections lors de coupures, d'abrasions et de plaies mineures.

TECHNIQUES ASEPTIQUES EN SANTÉ

En milieu médical, les solutions d'acide borique sont utilisées pour irriguer et nettoyer les plaies. Ses propriétés antiseptiques s'alignent sur les techniques aseptiques, favorisant un environnement stérile lors des procédures médicales et des changements de pansements.

ACCÉLÉRER LA CIGURISATION DES PLAIES

Au-delà de son rôle antiseptique, l'acide borique a été exploré pour son potentiel à accélérer la cicatrisation des plaies. Des études suggèrent que l'acide borique peut influencer les processus cellulaires, favorisant la régénération des tissus cutanés et facilitant une réponse de guérison plus rapide.

PRÉVENTION DES INFECTIONS DANS LES BRÛLURES

Dans le traitement des brûlures, des solutions d'acide borique sont utilisées pour prévenir les infections des brûlures. La double action du composé en tant qu'antiseptique et son rôle potentiel dans la régénération des tissus en font un atout précieux dans la gestion des brûlures.

LE BORE COMME COMPLÉMENT ALIMENTAIRE

Le bore, un composant de l'acide borique, est reconnu comme un micronutriment essentiel à la santé humaine. Bien que la consommation directe d'acide borique ne soit pas recommandée, le bore sous forme de borates ou d'autres composés est utilisé comme complément alimentaire.

SANTÉ OSSEUSE ET MÉTABOLISME CALCIQUE

Le bore joue un rôle crucial dans la santé des os et dans le métabolisme du calcium. Il influence la minéralisation osseuse et le maintien de la densité osseuse. Des études suggèrent qu'un apport adéquat en bore pourrait contribuer à réduire le risque d'ostéoporose et à favoriser la santé globale du squelette.

RÉGULATION HORMONALE

Le bore a été étudié pour son influence potentielle sur les niveaux d'hormones, en particulier d'œstrogènes. Certaines recherches suggèrent que le bore pourrait jouer un rôle dans la régulation hormonale, en influant sur le métabolisme des œstrogènes et en contribuant potentiellement à la santé des femmes, en particulier pendant la ménopause.

FONCTION COGNITIVE ET VIEILLISSEMENT

De nouvelles recherches explorent les avantages cognitifs potentiels du bore, indiquant son rôle dans le soutien des fonctions cérébrales et dans l'atténuation potentielle du déclin cognitif associé au vieillissement. Bien que d'autres études soient nécessaires, les résultats préliminaires mettent en évidence les divers impacts du bore sur la santé humaine.

CHAPITRE 5

L'acide borique en chimie et en laboratoire

L'acide borique, avec ses propriétés chimiques uniques, trouve de nombreuses applications dans le domaine de la chimie et des laboratoires. Cette exploration complète explore les façons complexes dont l'acide borique contribue à la synthèse chimique, sert de composant crucial dans diverses applications de laboratoire et joue un rôle central dans le maintien de niveaux de pH précis et l'avancement des techniques de chimie analytique.

SYNTHÈSE CHIMIQUE

Le rôle de l'acide borique dans la synthèse chimique est notamment influencé par ses propriétés catalytiques. En tant qu'acide de Lewis, il agit comme catalyseur dans certaines réactions, facilitant la formation de nouveaux composés chimiques. Sa participation à des réactions impliquant des composés organiques, telles que les estérifications et les réactions de Mannich, montre sa polyvalence dans la promotion de diverses transformations chimiques.

SYNTHÈSE STÉRÉOSELECTIVE

L'influence de l'acide borique s'étend à la synthèse stéréosélective, où il contribue à la création de molécules chirales. En participant à la catalyse asymétrique, elle permet la production de composés énantiomériquement purs, aspect crucial de la chimie médicinale et de la synthèse de produits pharmaceutiques.

COMPOSÉS CONTENANT DU BORE

L'acide borique sert de précurseur pour la synthèse de divers composés contenant du bore. Ces composés, souvent utilisés comme éléments constitutifs de la synthèse organique, contribuent à la création de structures moléculaires complexes dotées de fonctionnalités spécifiques. Les acides boroniques dérivés de l'acide borique, par exemple, jouent un rôle essentiel dans les réactions de couplage croisé Suzuki-Miyaura, permettant la formation de liaisons carbone-carbone.

PRATIQUES DE LA CHIMIE VERTE

L'acide borique s'aligne sur les principes de la chimie verte, favorisant des pratiques de synthèse respectueuses de l'environnement. Son activité catalytique permet souvent des conditions de réaction plus douces, réduisant ainsi le besoin de réactifs agressifs et minimisant l'impact sur l'environnement. L'application de l'acide borique dans les méthodologies de synthèse verte souligne son rôle dans les pratiques chimiques durables et respectueuses de l'environnement.

APPLICATIONS EN LABORATOIRE

Le pouvoir tampon de l'acide borique le positionne comme un composant crucial dans les solutions de laboratoire nécessitant un contrôle précis du pH. Son comportement en tant qu'acide faible lui permet de résister aux changements drastiques de pH, assurant ainsi la stabilité des solutions. Cette capacité tampon est particulièrement précieuse dans les expériences biologiques et biochimiques où le maintien d'une plage de pH spécifique est essentiel pour des résultats précis.

SYSTÈMES TAMPONS DANS LA RECHERCHE BIOLOGIQUE

L'acide borique est couramment utilisé dans les systèmes tampons pour les études impliquant des acides nucléiques, des enzymes et des cultures cellulaires. Sa compatibilité avec les systèmes biologiques et son interférence minimale avec les réactions enzymatiques en font un choix privilégié dans les laboratoires menant des expériences liées à la biologie moléculaire et à la biochimie.

CHIMIE ANALYTIQUE

L'acide borique trouve des applications dans les techniques de chimie analytique, contribuant à la séparation et à l'analyse des composés. En chromatographie ionique, l'acide borique est utilisé comme composant dans les phases mobiles, facilitant l'élution des ions des colonnes chromatographiques. Cette application est particulièrement pertinente dans l'analyse environnementale et la détermination d'espèces ioniques dans divers échantillons.

PHOTOMÉTRIE DE FLAMME

En photométrie de flamme, l'acide borique sert d'agent de libération, contribuant à l'atomisation efficace de certains éléments. Cette technique est largement utilisée en chimie analytique pour la détermination quantitative d'éléments tels que le sodium, le potassium et le calcium dans diverses matrices d'échantillons.

TITRAGES COMPLEXOMÉTRIQUES

Les propriétés chélatrices de l'acide borique sont mises en avant dans les titrages complexométriques, où il forme des complexes stables avec les ions métalliques. Cette caractéristique est exploitée dans la détermination des concentrations de métaux en solution, contribuant à la précision et à l'exactitude des méthodes analytiques.

CHAPITRE 6

Considérations sur l'impact environnemental et la sécurité

L'acide borique, bien qu'il présente diverses applications dans divers secteurs, nécessite un examen attentif de son impact environnemental et de ses considérations de sécurité. Cette exploration complète se penche sur l'impact écologique, les directives de sécurité humaine et les meilleures pratiques de manipulation et de stockage de l'acide borique afin de garantir son utilisation responsable.

IMPACT ÉCOLOGIQUE

L'acide borique présente un degré modéré de persistance dans l'environnement. Bien qu'il puisse subir des processus naturels de dégradation, sa faible volatilité et sa réactivité limitée avec l'air et l'eau peuvent contribuer à sa présence plus longue dans certains écosystèmes. Comprendre son devenir dans l'environnement est crucial pour évaluer les risques potentiels et mettre en œuvre des stratégies de gestion efficaces.

CONTAMINATION DU SOL ET DE L'EAU

L'introduction de l'acide borique dans les sols et les systèmes aquatiques, principalement par le biais de pratiques agricoles et de rejets industriels, peut entraîner une contamination localisée. Le potentiel d'accumulation du composé dans le sol suscite des inquiétudes quant à son impact sur la vie végétale, et sa solubilité dans l'eau peut contribuer à son transport vers les écosystèmes aquatiques.

EFFETS SUR LA VIE AQUATIQUE ET LES ORGANISMES TERRESTRES

Dans les milieux aquatiques, l'acide borique peut avoir un impact sur divers organismes, notamment les invertébrés aquatiques et les poissons. Des études suggèrent qu'une exposition chronique à des niveaux élevés de bore peut interférer avec les processus de reproduction de certaines espèces aquatiques, soulignant ainsi l'importance de surveiller et de gérer les concentrations de bore dans les plans d'eau.

ÉCOSYSTÈMES TERRESTRES

Sur terre, l'impact de l'acide borique sur les organismes terrestres est moins prononcé, certaines espèces végétales présentant un certain degré de tolérance à des niveaux élevés de bore. Cependant, les plantes sensibles peuvent subir des effets néfastes et les organismes vivant dans le sol peuvent être influencés par les changements dans les concentrations de bore.

DIRECTIVES DE SÉCURITÉ HUMAINE

L'exposition professionnelle à l'acide borique est une considération essentielle dans diverses industries, notamment l'industrie manufacturière, l'agriculture et les laboratoires. Les lignes directrices en matière de sécurité humaine, telles que les limites d'exposition admissibles (PEL) et les valeurs limites de seuil (TLV), sont établies pour protéger les travailleurs contre les effets néfastes potentiels sur la santé associés à une exposition prolongée à l'acide borique.

PROTECTION RESPIRATOIRE

Dans les environnements où les particules d'acide borique en suspension dans l'air peuvent présenter un risque, l'utilisation d'un équipement de protection respiratoire est recommandée. Cette mesure de précaution permet de minimiser l'exposition par inhalation et garantit que les travailleurs opèrent dans les limites de sécurité établies.

PRÉOCCUPATIONS DE SANTÉ REPRODUCTIVE ET DÉVELOPPEMENTALE

Une attention particulière est accordée aux problèmes de santé reproductive et développementale associés à l'exposition à l'acide borique. Les directives professionnelles incluent souvent des mesures spécifiques pour protéger les travailleuses enceintes et les personnes en âge de procréer, reconnaissant l'impact potentiel des niveaux élevés de bore sur la fertilité et le développement du fœtus.

VÊTEMENTS DE PROTECTION ET ÉQUIPEMENT DE PROTECTION INDIVIDUELLE (EPI)

La mise en place de vêtements de protection et d'équipements de protection individuelle (EPI) est cruciale pour minimiser l'exposition cutanée à l'acide borique. Cela inclut l'utilisation de gants, de lunettes de sécurité et d'une tenue de travail appropriée pour créer une barrière entre la peau et le composé.

MANIPULATION ET STOCKAGE

Étant donné le potentiel d'irritation cutanée de l'acide borique, il est conseillé aux manipulateurs d'éviter tout contact direct avec la peau. L'utilisation de gants de protection est une pratique standard pour prévenir l'exposition cutanée. En cas de contact avec la peau, un lavage rapide et minutieux de la zone affectée est recommandé.

SYSTÈMES DE VENTILATION

En milieu industriel, des systèmes de ventilation adéquats jouent un rôle essentiel dans la réduction des concentrations d'acide borique en suspension dans l'air. Des systèmes de ventilation correctement conçus aident à contrôler la dispersion des particules, réduisant ainsi le risque d'exposition par inhalation chez les travailleurs.

DIRECTIVES DE STOCKAGE ET DE TRANSPORT

Les considérations relatives au stockage de l'acide borique impliquent la séparation des substances incompatibles pour éviter d'éventuelles réactions chimiques. Il est crucial de stocker l'acide borique à l'écart des acides et bases forts, réduisant ainsi le risque d'interactions indésirables.

ÉVITER L'EXPOSITION À L'HUMIDITÉ

La sensibilité de l'acide borique à l'humidité nécessite un stockage dans des conditions sèches pour maintenir son intégrité chimique. L'exposition à l'humidité peut entraîner une agglomération et une prise en masse, affectant potentiellement l'utilisabilité du composé et compliquant les processus de manipulation.

CHAPITRE 7

L'acide borique dans l'art et l'artisanat

L'acide borique, connu pour sa polyvalence dans diverses industries, apporte également des contributions notables au monde de l'art et de l'artisanat. Cette exploration explore les façons complexes dont l'acide borique est utilisé dans des efforts artistiques, de la création de formations cristallines de borax fascinantes à son application en poterie et dans une gamme d'autres activités créatives.

CRÉATIONS DE CRISTAL DE BORAX

Le borax, un composé dérivé de l'acide borique, est un élément essentiel dans la création de formations cristallines captivantes. Cette entreprise artistique implique la formation de cristaux complexes grâce à un processus appelé cristallisation. Les cristaux de borax sont souvent utilisés pour embellir des objets décoratifs, apportant une touche unique et visuellement attrayante à divers projets artistiques.

TECHNIQUES DE CROISSANCE DES CRISTALS

Le processus de croissance des cristaux de borax consiste à dissoudre le borax dans de l'eau chaude pour créer une solution saturée. Par la suite, des objets ou des structures sont immergés dans la solution, agissant ainsi comme base pour la croissance des cristaux. Au fil du temps, à mesure que la solution refroidit, les molécules de borax forment des structures cristallines à la surface des objets, ce qui donne lieu à des formations cristallines étonnantes et complexes.

APPLICATIONS DÉCORATIVES

Les créations en cristal de borax trouvent des applications dans la décoration ornementale et la conception de bijoux. Les formes et tailles uniques des cristaux offrent aux artistes la possibilité de créer des pièces uniques. Les pendentifs, boucles d'oreilles et ornements décoratifs en cristal de borax mettent en valeur la fusion de la science et de l'art dans la création d'accessoires visuellement saisissants.

PROJETS ÉDUCATIFS

Dans les contextes éducatifs, les projets sur les cristaux de borax constituent des expériences engageantes et pratiques. Les étudiants peuvent explorer les principes de la formation des cristaux et en apprendre davantage sur la science derrière le processus artistique. Cette intersection de l'art et de la science favorise une compréhension plus profonde des deux disciplines.

L'ACIDE BORIQUE EN POTERIE

Le rôle de l'acide borique dans la poterie est principalement observé dans les techniques de glaçage. Les émaux, qui améliorent l'attrait esthétique de la poterie, contiennent souvent de l'acide borique comme ingrédient clé. L'acide borique contribue à la composition globale de la glaçure, influençant sa texture, sa couleur et l'aspect final de la poterie cuite.

AMÉLIORATION DE LA COULEUR

L'acide borique est particulièrement apprécié pour son rôle dans l'amélioration du développement de la couleur des émaux. Il peut intensifier certaines teintes, contribuant ainsi à une coloration vibrante et dynamique de la poterie finie. Les artistes et les potiers expérimentent souvent les concentrations d'acide borique pour obtenir les variations de couleur souhaitées.

PROPRIÉTÉS DE FLUX

En tant qu'agent fondant, l'acide borique favorise la fusion et la fusion des composants de l'émail pendant le processus de cuisson. Ceci est essentiel pour obtenir un vernis lisse et uniforme sur la surface de la poterie. Les propriétés fondantes de l'acide borique contribuent aux aspects techniques du vitrage, garantissant que l'émail adhère uniformément à la surface céramique.

INTERACTION DE SURFACE ET EFFETS CRISTALLINS

L'influence de l'acide borique s'étend au-delà du vitrage basique, affectant l'interaction de surface entre le vernis et la poterie. Dans certaines conditions de cuisson, l'acide borique peut contribuer au développement d'effets cristallins, ajoutant de la profondeur et de la complexité à la texture visuelle de la poterie finie.

AUTRES APPLICATIONS CRÉATIVES

L'acide borique trouve des applications dans le monde de la pyrotechnie, contribuant aux couleurs vibrantes observées dans les feux d'artifice. Lorsqu'il est ajouté aux compositions de flammes, l'acide borique confère une teinte verte distincte aux flammes. Cette application créative met en valeur la capacité du composé à introduire des effets visuellement attrayants dans les performances artistiques.

ARTISANAT EN PAPIER ET SOLUTIONS RÉSISTANTES AU FEU

Les propriétés ignifuges de l'acide borique en font un ajout précieux aux créations en papier. En incorporant de l'acide borique dans des projets en papier ou en papier mâché, les artistes peuvent créer des structures ignifuges. Cela améliore non seulement la sécurité, mais ouvre également la voie à des installations artistiques innovantes et ignifuges.

LATURE DU BOIS ET EFFETS ARTISTIQUES

Dans le travail du bois et la menuiserie artistique, l'acide borique est parfois utilisé pour la teinture du bois. Sa capacité à réagir avec certains types de bois peut donner lieu à des colorations uniques, contribuant à l'expression artistique des objets en bois fabriqués.

SCULPTURES ET ART MÉDIAS MIXTES

Les artistes travaillant dans la sculpture et les arts mixtes incorporent parfois de l'acide borique pour explorer les textures et les formes. Qu'il s'agisse d'expérimenter des effets de glaçage uniques ou d'intégrer des éléments en cristal de borax dans des pièces tridimensionnelles, l'acide borique constitue un support dynamique et non conventionnel pour l'expression artistique.

CHAPITRE 8

Recherche et innovations sur l'acide borique

L'acide borique, un composé doté d'un riche historique d'applications, continue de faire l'objet de recherches et d'innovations approfondies. Cette exploration se penche sur les études scientifiques en cours, mettant en lumière les aspects multiformes de l'acide borique, et explore les utilisations émergentes potentielles qui pourraient façonner ses futures contributions dans divers domaines.

ÉTUDES SCIENTIFIQUES EN COURS

Des études scientifiques en cours étudient les propriétés antimicrobiennes de l'acide borique pour des applications potentielles dans le domaine des soins de santé. Des recherches préliminaires suggèrent que l'acide borique pourrait présenter une activité antimicrobienne à large spectre contre certains agents pathogènes, suscitant ainsi un intérêt pour son utilisation pour le soin des plaies, les traitements topiques et comme complément aux agents antimicrobiens conventionnels.

BORE ET SANTÉ DES OS

Les études explorant le rôle du bore, dérivé de l'acide borique, dans la santé des os gagnent en importance. Le bore est reconnu comme un micronutriment essentiel au métabolisme osseux, et les recherches en cours visent à élucider les mécanismes par lesquels le bore influence la densité osseuse, la minéralisation et la santé globale du squelette.

ASSAINISSEMENT ENVIRONNEMENTAL

Le potentiel d'assainissement de l'environnement de l'acide borique fait l'objet d'études en cours, notamment dans le contexte du traitement de l'eau. La capacité de l'acide borique à former des complexes avec certains polluants et contaminants suscite l'intérêt pour son application à l'élimination des métaux lourds des sources d'eau. La recherche explore des méthodes efficaces et durables pour utiliser l'acide borique dans les processus de purification de l'eau.

AMENDEMENTS DES SOLS POUR UNE AGRICULTURE DURABLE

En agriculture, des études en cours étudient l'impact de l'acide borique en tant qu'amendement du sol pour une production agricole durable. Les chercheurs explorent les effets de l'acide borique sur la fertilité des sols, l'absorption des nutriments par les plantes et son rôle potentiel dans l'atténuation des carences en nutriments. Cette recherche s'inscrit dans l'objectif plus large d'améliorer les pratiques agricoles pour une durabilité accrue.

UTILISATIONS FUTURES POTENTIELLES ET ÉMERGENTES

Le potentiel futur de l'acide borique réside dans son application dans les matériaux avancés et la nanotechnologie. Les chercheurs explorent son rôle dans la synthèse de nanomatériaux dotés de propriétés uniques, allant d'une activité catalytique améliorée à de nouvelles caractéristiques électroniques et optiques. La participation de l'acide borique à la conception de nanomatériaux est prometteuse pour des innovations dans divers domaines technologiques.

NANOMÉDECINE À BASE DE BORE

Le domaine émergent de la nanomédecine à base de bore présente des possibilités passionnantes pour les applications médicales. Les chercheurs étudient le développement de nanoparticules contenant du bore pour l'administration ciblée de médicaments et l'imagerie dans le traitement du cancer. L'acide borique, en tant que précurseur des nanoparticules contenant du bore, pourrait jouer un rôle crucial dans l'avenir de la médecine personnalisée.

STOCKAGE ET CONVERSION D'ÉNERGIE

Le potentiel de l'acide borique dans les technologies de stockage et de conversion d'énergie est un domaine d'exploration actif. Les recherches en cours se concentrent sur l'utilisation de l'acide borique dans les systèmes électrochimiques, tels que les batteries et les condensateurs, afin d'améliorer la capacité de stockage d'énergie et l'efficacité globale des processus de conversion d'énergie. Ces innovations pourraient contribuer au développement de solutions de stockage d'énergie durables et performantes.

MATÉRIAUX À BASE DE BORE POUR APPLICATIONS SOLAIRES

L'acide borique est étudié comme précurseur de matériaux à base de bore ayant des applications dans l'énergie solaire. Les propriétés électroniques uniques des composés du bore les rendent intéressants pour une utilisation dans les cellules solaires et les appareils photovoltaïques. La recherche dans ce domaine explore les moyens d'exploiter l'acide borique pour le développement de technologies solaires efficaces et rentables.

AÉROSPATIALE ET IGNIFUGE

L'industrie aérospatiale explore le potentiel de l'acide borique dans les matériaux avancés destinés aux composants d'avions. Des recherches en cours étudient l'utilisation de l'acide borique dans les matériaux composites, offrant des propriétés légères et résistantes au feu. Ces innovations pourraient améliorer la sécurité et les performances des structures aérospatiales.

NOUVELLES APPROCHES POUR L'IGNIFUGE

Dans le domaine de la sécurité incendie, les chercheurs explorent de nouvelles approches d'ignifugation utilisant l'acide borique. Des études sont en cours pour comprendre ses interactions avec différents matériaux et optimiser les formulations pour améliorer les propriétés de résistance au feu. Cette recherche a des implications pour diverses applications, notamment les matériaux de construction, les textiles et l'électronique.

CHAPITRE 9

Solutions d'acide borique DIY

La polyvalence de l'acide borique s'étend au-delà des applications industrielles jusqu'à une utilisation quotidienne, ce qui en fait un choix populaire pour les solutions de bricolage. Cette exploration complète explore les subtilités de la création de nettoyants faits maison, de la formulation de solutions de lutte antiparasitaire DIY et de l'élaboration de recettes de beauté et de soins de la peau qui exploitent les propriétés de l'acide borique.

NETTOYANTS MAISON

Ingrédients:

1 tasse d'eau

1 cuillère à soupe d'acide borique

1 cuillère à soupe de vinaigre blanc

10 gouttes d'huile essentielle (facultatif, pour le parfum)

Instructions:

1. Mélangez l'eau et l'acide borique dans un bol à mélanger.

2. Remuer jusqu'à ce que l'acide borique soit dissous.

3. Ajoutez du vinaigre blanc au mélange.

4. Ajoutez éventuellement quelques gouttes de votre huile essentielle préférée pour le parfum.

5. Versez la solution dans un flacon pulvérisateur pour une application facile.

Usage:

Ce nettoyant tout usage DIY peut être utilisé sur diverses surfaces, notamment les comptoirs, le verre et les accessoires de salle de bain. L'acide borique contribue aux propriétés antimicrobiennes du nettoyant, le rendant efficace pour désinfecter les surfaces.

ONGLETS NETTOYANTS POUR CUVETTES DE TOILETTES

Ingrédients:

1 tasse de bicarbonate de soude

1/4 tasse d'acide borique

1/4 tasse d'acide citrique

15 à 20 gouttes d'huile essentielle de citron

Eau (dans un flacon pulvérisateur pour brumisation)

Instructions:

1. Dans un bol, mélanger le bicarbonate de soude, l'acide borique et l'acide citrique.

2. Ajoutez l'huile essentielle de citron au mélange sec et mélangez bien.

3. Vaporisez légèrement le mélange avec de l'eau en remuant continuellement jusqu'à ce qu'il conserve sa forme.

4. Pressez le mélange dans des moules en silicone ou façonnez des pastilles avec vos mains.

5. Laissez les comprimés sécher complètement avant de les conserver dans un contenant hermétique.

Usage:

Déposez une pastille dans la cuvette des toilettes, laissez-la pétiller et se dissoudre. Frottez au besoin pour obtenir un nettoyant rafraîchissant et efficace pour les cuvettes des toilettes.

FORMULATIONS DIY DE LUTTE ANTIPARASITAIRE

Ingrédients:

1/2 tasse d'acide borique

1/2 tasse de sucre

Eau (au besoin)

Instructions:

1. Mélangez l'acide borique et le sucre dans un bol.

2. Ajoutez progressivement de l'eau et remuez jusqu'à formation d'une pâte épaisse.

3. Appliquez de petites quantités de pâte près des sentiers de fourmis et des points d'entrée.

Usage:

Le sucre attire les fourmis et l'acide borique agit comme un poison à action lente. Les fourmis ouvrières ramènent la pâte au nid, contrôlant ainsi efficacement la population de fourmis au fil du temps.

STATIONS D'APPÂTAGE POUR CAFARDES

Ingrédients:

1/4 tasse d'acide borique

1/4 tasse de farine

1/4 tasse de sucre

1/4 tasse de shortening (ou de graisse de bacon)

Instructions:

1. Mélangez l'acide borique, la farine, le sucre et le shortening dans un bol.

2. Formez le mélange en petites boules ou en stations d'appât.

3. Placez les postes d'appâtage dans les zones fréquentées par les blattes.

Usage:

La combinaison d'ingrédients attrayants attire les cafards et l'acide borique les élimine. Remplacez régulièrement les points d'appât pour une efficacité continue.

RECETTES DE BEAUTÉ ET DE SOINS

Solution de lavage des yeux maison

Ingrédients:

1 tasse d'eau stérile

1/4 cuillère à café d'acide borique

Instructions:

1. Faites bouillir l'eau et laissez-la refroidir à température ambiante.

2. Dissoudre l'acide borique dans l'eau stérile.

3. Versez la solution dans un gobelet oculaire propre et stérile.

Usage:

Utilisez la solution de collyre maison pour rincer et apaiser les yeux irrités. Assurer une bonne hygiène pour éviter toute contamination.

TRAITEMENT DES TACHES D'ACNÉ

Ingrédients:

1 cuillère à café de poudre d'acide borique

1 cuillère à soupe de gel d'aloe vera

Instructions:

1. Mélangez la poudre d'acide borique avec le gel d'aloe vera pour former une pâte.

2. Appliquez la pâte directement sur les taches d'acné.

3. Laissez agir 10 à 15 minutes et rincez à l'eau.

Usage:

Ce traitement anti-acné DIY combine les propriétés antimicrobiennes de l'acide borique avec les propriétés apaisantes et cicatrisantes de l'aloe vera.

CHAPITRE 10

Risques et précautions

L'acide borique, bien que polyvalent dans ses applications, nécessite un examen attentif des risques potentiels et la mise en œuvre de précautions appropriées. Cette exploration approfondie se penche sur les risques associés à la toxicité et à la surexposition, aux réactions allergiques potentielles et aux pratiques de manipulation sûres pour garantir une utilisation responsable dans divers domaines.

TOXICITÉ ET SUREXPOSITION

L'acide borique présente un risque de toxicité s'il est ingéré en quantités importantes. La gravité des symptômes dépend de la dose et l'ingestion de grandes quantités peut entraîner une intoxication. Les sources courantes d'ingestion accidentelle comprennent certains produits antiparasitaires et des articles ménagers mal conservés contenant de l'acide borique.

Symptômes de toxicité :

Nausée et vomissements

Douleur abdominale

Diarrhée

Mal de tête

Démangeaison de la peau

Effets sur le système nerveux central (par ex. confusion, tremblements)

Mesures préventives:

Gardez les produits contenant de l'acide borique, en particulier ceux qui attirent les enfants, hors de portée.

Conservez l'acide borique dans des contenants clairement étiquetés et à l'écart des aliments.

Suivez les précautions appropriées lorsque vous utilisez de l'acide borique dans des formulations DIY.

EXPOSITION PAR INHALATION

L'évaluation des risques:

En milieu professionnel, une exposition par inhalation à des poussières ou à des aérosols d'acide borique peut survenir lors de la manipulation et du traitement. L'inhalation prolongée de concentrations élevées peut entraîner une irritation respiratoire et des lésions pulmonaires potentielles.

Symptômes de surexposition :

Irritation respiratoire

Tousser

Essoufflement

Congestion nasale

Irritation de la gorge

Mesures préventives:

Utiliser un équipement de protection individuelle approprié, y compris une protection respiratoire, dans les zones contenant des particules d'acide borique en suspension dans l'air.

Mettre en œuvre des systèmes de ventilation efficaces pour minimiser les concentrations en suspension dans l'air.

EXPOSITION DERMIQUE

L'évaluation des risques:

L'exposition cutanée à l'acide borique peut entraîner une irritation cutanée. Un contact prolongé ou répété peut entraîner une dermatite. Les personnes souffrant d'affections cutanées préexistantes peuvent être plus sensibles aux effets indésirables.

Symptômes de surexposition :

Rougeur et irritation

Démangeaisons ou éruption cutanée

Peau sèche ou squameuse

Mesures préventives:

Utilisez des gants et des vêtements de protection lors de la manipulation de l'acide borique.

Se laver soigneusement les mains après contact.

Consulter un médecin si l'irritation cutanée persiste.

RÉACTIONS ALLERGIQUES

L'évaluation des risques:

Les individus peuvent développer une sensibilisation ou des réactions allergiques à l'acide borique, en particulier en cas d'exposition répétée. La sensibilité varie selon les individus et des allergies ou affections cutanées préexistantes peuvent augmenter le risque d'effets indésirables.

Symptômes de réactions allergiques :

Rougeur cutanée et démangeaisons

Gonflement

Urticaire ou éruption cutanée

Symptômes respiratoires (dans les cas graves)

Mesures préventives:

Effectuez des tests cutanés avant d'utiliser des produits contenant de l'acide borique sur la peau.

Les personnes souffrant d'allergies ou de sensibilités connues doivent faire preuve de prudence et consulter un professionnel de la santé.

PRATIQUES DE MANIPULATION SÉCURISÉES

Mesures protectives:

Portez des gants, des lunettes de sécurité et des vêtements appropriés lors de la manipulation de l'acide borique.

Utiliser une protection respiratoire dans les zones présentant une exposition potentielle à l'air ambiant.

CONTRÔLES DE VENTILATION ET D'INGÉNIERIE

Mesures de sécurité:

Assurer une ventilation adéquate dans les zones où l'acide borique est utilisé ou traité.

Mettre en œuvre des contrôles techniques, tels que des systèmes d'échappement locaux, pour minimiser les concentrations en suspension dans l'air.

STOCKAGE ET ÉTIQUETAGE

Directives de stockage :

Conservez l'acide borique dans des récipients clairement étiquetés.

Conservez-le dans un endroit frais et sec, à l'écart des substances incompatibles.

Conserver hors de portée des enfants et des animaux domestiques.

INTERVENTION D'URGENCE ET PREMIERS SECOURS

Mesures de préparation :

Avoir un plan d'intervention d'urgence en place pour les expositions accidentelles.

Familiarisez-vous avec les mesures de premiers secours en cas d'ingestion, d'inhalation et d'exposition cutanée.

CONSULTATION PROFESSIONNELLE

Conseils de santé :

Consultez un professionnel de la santé si vous ressentez des symptômes de surexposition ou des réactions allergiques.

Informez les prestataires de soins de santé de l'exposition potentielle à l'acide borique.

CHAPITRE BONUS

FAQ

1. Q : Qu'est-ce que l'acide borique ?

R : L'acide borique est un composé chimique contenant du bore, de l'hydrogène et de l'oxygène. C'est une poudre cristalline blanche avec diverses applications.

2. Q : Où trouve-t-on naturellement l'acide borique ?

R : On le trouve naturellement dans certains minéraux et environnements volcaniques. Commercialement, il est souvent extrait du borax.

3. Q : Comment l'acide borique est-il utilisé dans la lutte antiparasitaire ?

R : L'acide borique est utilisé dans la lutte antiparasitaire comme poison à action lente. Il est incorporé dans des appâts ou des poudres pour lutter contre les insectes comme les fourmis et les cafards.

4. Q : L'acide borique est-il sans danger pour les humains ?

R : Dans des concentrations réglementées, l'acide borique est généralement considéré comme sans danger pour des applications spécifiques, telles que la conservation des aliments et l'usage médical. Cependant, une exposition excessive peut être nocive.

5. Q : Puis-je utiliser de l'acide borique pour les solutions de nettoyage DIY ?

R : Oui, l'acide borique est un ingrédient courant dans les nettoyants DIY. Il peut être utilisé pour les surfaces et comme nettoyant pour cuvettes de toilettes.

6. Q : Quelles précautions dois-je prendre lors de la manipulation de l'acide borique ?

R : Utilisez un équipement de protection comme des gants et des lunettes. Suivre les directives de ventilation et de stockage appropriées pour minimiser l'exposition.

7. Q : L'acide borique peut-il être utilisé pour les soins de la peau ?

R : À des concentrations réglementées, l'acide borique est utilisé dans certains produits de soin de la peau. Cependant, il doit être utilisé avec prudence en raison de la sensibilité cutanée potentielle.

8. Q : L'acide borique tue-t-il les moisissures ?

R : Oui, l'acide borique peut être efficace pour éliminer les moisissures. Il perturbe la structure cellulaire de la moisissure, entravant ainsi sa croissance.

9. Q : L'acide borique est-il le même que le borax ?

R : Non, ce sont des composés différents. Le borax est un sel d'acide borique et possède ses propres propriétés distinctes.

10. Q : L'acide borique peut-il être utilisé pour les infections oculaires ?

R : L'acide borique est utilisé dans certaines solutions de lavage oculaire pour soulager l'irritation des yeux, mais il ne doit être utilisé que selon les instructions.

11. Q : L'acide borique est-il respectueux de l'environnement ?

R : Bien qu'il soit considéré comme faiblement toxique pour l'environnement, une utilisation excessive ou une élimination inappropriée peut avoir des impacts environnementaux.

12. Q : L'acide borique peut-il être utilisé pour la préservation du bois ?

R : Oui, l'acide borique est utilisé dans la préservation du bois en raison de sa capacité à dissuader les parasites et les champignons. Il est souvent appliqué comme solution.

13. Q : L'acide borique peut-il être toxique pour les animaux de compagnie ?

R : Oui, l'acide borique peut être toxique pour les animaux domestiques s'il est ingéré en quantités importantes. Gardez les produits pour animaux contenant de l'acide borique hors de leur portée.

14. Q : L'acide borique est-il efficace contre les punaises de lit ?

R : L'acide borique peut être utilisé dans le cadre d'une stratégie de lutte contre les punaises de lit, mais ce n'est peut-être pas la seule solution.

15. Q : L'acide borique peut-il être utilisé en agriculture ?

R : Oui, l'acide borique est utilisé comme amendement du sol en agriculture pour remédier aux carences en bore dans les cultures.

16. Q : L'acide borique est-il périmé ?

R : L'acide borique n'a pas de date de péremption spécifique s'il est stocké correctement. Cependant, vérifiez tout changement de couleur ou d'odeur.

17. Q : L'acide borique peut-il être utilisé dans les piscines ?

R : Oui, l'acide borique est parfois utilisé dans les piscines pour aider à contrôler les niveaux de pH et prévenir la croissance des algues.

18. Q : L'acide borique est-il ignifuge ?

R : L'acide borique peut avoir des propriétés ignifuges et est utilisé dans certaines formulations à cette fin.

19. Q : L'acide borique peut-il être utilisé pour lutter contre les termites ?

R : Bien qu'il ne s'agisse pas du traitement principal pour lutter contre les termites, l'acide borique peut être utilisé comme mesure supplémentaire.

20. Q : Puis-je mélanger l'acide borique avec d'autres agents nettoyants ?

R : Il est généralement recommandé d'éviter de mélanger l'acide borique avec d'autres agents de nettoyage pour éviter d'éventuelles réactions chimiques.

21. Q : L'acide borique peut-il être utilisé pour lutter contre les mauvaises herbes ?

R : L'acide borique n'est généralement pas utilisé pour lutter contre les mauvaises herbes, car il peut également nuire aux plantes recherchées.

22. Q : L'acide borique peut-il être utilisé dans les emballages alimentaires ?

R : Il n'est pas courant d'utiliser l'acide borique directement dans les emballages alimentaires, mais il peut être utilisé indirectement dans des matériaux approuvés pour un tel usage.

23. Q : L'acide borique peut-il être utilisé dans les cosmétiques ?

R : L'acide borique est utilisé dans certains cosmétiques mais est soumis à des limites de concentration et à des réglementations spécifiques.

24. Q : L'acide borique peut-il être utilisé pour conserver les spécimens de taxidermie ?

R : Oui, l'acide borique peut être utilisé pour préserver les spécimens de taxidermie en agissant comme agent desséchant et répulsif contre les insectes.

25. Q : L'acide borique est-il efficace contre les poissons d'argent ?

R : Oui, l'acide borique peut être efficace pour lutter contre les poissons d'argent lorsqu'il est appliqué dans les zones qu'ils fréquentent.

26. Q : L'acide borique peut-il être utilisé pour préserver des documents historiques ?

R : L'acide borique peut être utilisé dans la préservation de documents historiques pour lutter contre les parasites et les champignons. Son utilisation doit cependant être soigneusement contrôlée.

27. Q : L'acide borique peut-il être utilisé pour lutter contre les puces ?

R : Oui, l'acide borique peut être appliqué sur les tapis et la literie des animaux pour contrôler les infestations de puces.

28. Q : L'acide borique peut-il être utilisé à des fins dentaires ?

R : L'acide borique n'est pas couramment utilisé dans les applications dentaires. Les traitements dentaires doivent être effectués avec des matériaux approuvés.

29. Q : L'acide borique peut-il être utilisé pour le traitement des vers à bois ?

R : Oui, l'acide borique peut être appliqué sur les surfaces en bois pour dissuader les insectes xylophages comme les vers à bois.

30. Q : L'acide borique est-il efficace contre les termites ?

R : Bien qu'il puisse avoir un certain impact sur les termites, l'acide borique n'est pas considéré comme le traitement le plus efficace contre les infestations de termites.

31. Q : L'acide borique peut-il être utilisé pour conserver des spécimens d'insectes ?

R : Oui, l'acide borique est couramment utilisé dans les collections d'insectes pour préserver les spécimens.

32. Q : L'acide borique peut-il être utilisé dans les produits pour bébés ?

R : L'acide borique n'est généralement pas utilisé dans les produits pour bébés et des précautions doivent être prises pour éviter toute exposition potentielle.

33. Q : L'acide borique peut-il être utilisé pour traiter la pourriture du bois ?

R : Oui, l'acide borique est utilisé dans certaines formulations pour traiter et prévenir la pourriture du bois.

34. Q : L'acide borique peut-il être utilisé pour tuer les algues dans les étangs ?

R : Bien qu'il puisse avoir un certain impact, l'acide borique n'est pas le principal choix pour lutter contre les algues dans les étangs.

35. Q : L'acide borique peut-il être utilisé pour conserver les fleurs ?

R : Oui, l'acide borique peut être utilisé pour préserver les fleurs en inhibant la croissance bactérienne et fongique.

36. Q : L'acide borique peut-il être utilisé pour préserver le cuir ?

R : Oui, l'acide borique peut être utilisé dans la préservation du cuir afin de prévenir les dommages causés par les moisissures et les insectes.

37. Q : L'acide borique peut-il être utilisé pour contrôler les odeurs des pieds ?

R : Oui, l'acide borique peut être utilisé dans des poudres ou des solutions pour les pieds pour aider à contrôler les odeurs des pieds.

38. Q : L'acide borique peut-il être utilisé pour prévenir les dommages causés par les rats de bibliothèque ?

R : Oui, l'acide borique peut être appliqué sur les étagères et les zones de stockage pour dissuader les insectes qui s'attaquent aux livres.

39. Q : L'acide borique peut-il être utilisé dans les filtres de piscine ?

R : Oui, l'acide borique est parfois utilisé dans les filtres de piscine pour améliorer la qualité de l'eau.

40. Q : L'acide borique peut-il être utilisé pour conserver les peaux d'animaux ?

R : Oui, l'acide borique peut être utilisé dans la préservation des peaux d'animaux pour prévenir la pourriture.

41. Q : L'acide borique peut-il être utilisé pour conserver les graines ?

R : Oui, l'acide borique peut être appliqué sur les graines pour les protéger des parasites et des champignons pendant le stockage.

42. Q : L'acide borique peut-il être utilisé dans des projets d'art et d'artisanat ?

R : Oui, l'acide borique est utilisé dans certains projets d'art et d'artisanat, comme la fabrication de créations en cristal de borax.

43. Q : L'acide borique peut-il être utilisé pour lutter contre les fourmis de feu ?

R : L'acide borique peut être utilisé dans le cadre d'une stratégie de contrôle des fourmis de feu, mais ce n'est peut-être pas la seule solution.

44. Q : L'acide borique peut-il être utilisé pour prévenir les dommages causés par la teigne de la laine ?

R : Oui, l'acide borique peut être appliqué sur les articles en laine pour dissuader les mites de la laine.

45. Q : L'acide borique peut-il être utilisé en agriculture biologique ?

R : Oui, l'utilisation de l'acide borique est approuvée en agriculture biologique pour remédier aux carences en bore dans les cultures.

46. Q : L'acide borique peut-il être utilisé pour préserver des objets historiques ?

R : Oui, l'acide borique peut être utilisé pour préserver les objets historiques en dissuadant les parasites et les champignons.

47. Q : L'acide borique peut-il être utilisé pour prévenir la corrosion des métaux ?

R : Bien qu'il puisse avoir un certain effet inhibiteur, l'acide borique n'est pas le principal choix pour prévenir la corrosion des métaux.

48. Q : L'acide borique peut-il être utilisé pour prévenir le ternissement de l'argent ?

R : Oui, l'acide borique peut être utilisé pour créer des solutions qui aident à prévenir le ternissement de l'argent.

49. Q : L'acide borique peut-il être utilisé pour traiter les infections à levures ?

R : Certaines formulations contenant de l'acide borique sont utilisées pour traiter certains types d'infections à levures, mais une consultation médicale est conseillée.

50. Q : L'acide borique peut-il être utilisé pour préserver les fossiles ?

R : Oui, l'acide borique peut être utilisé dans la préservation des fossiles afin de lutter contre les parasites et les champignons.

CHAPITRE 1

Bases de l'acide borique

L'acide borique, de formule chimique H_3BO_3, est un acide de Lewis monobasique faible. Il se compose d'atomes de bore, d'hydrogène et d'oxygène disposés dans une structure planaire trigonale. L'atome central de bore est entouré de trois groupes hydroxyle (OH). Son poids moléculaire est d'environ 61,83 grammes par mole.

PROPRIÉTÉS PHYSIQUES:

1. Aspect : L'acide borique est une poudre cristalline blanche ou des cristaux incolores au toucher légèrement gras.

2. Solubilité : Il est peu soluble dans l'eau froide mais se dissout plus facilement dans l'eau chaude.

3. Point de fusion : L'acide borique a un point de fusion d'environ 169°C (336°F).

4. Odeur : Il est inodore.

5. Goût : L'acide borique a un goût sucré, bien que son ingestion soit déconseillée en raison de sa toxicité potentielle.

COMPORTEMENT CHIMIQUE :

1. Nature acide : L'acide borique agit comme un acide faible, libérant des ions hydrogène (H^+) lorsqu'il est dissous dans l'eau.

2. Capacité tampon : Il présente des propriétés tampons, aidant à maintenir un pH stable dans les solutions.

3. Réactivité : Bien que relativement stable dans des conditions normales, l'acide borique peut réagir avec des agents réducteurs et subir de légères réactions.

DÉRIVÉS:

1. Borax (borate de sodium) : L'acide borique est un précurseur du borax, un composé de borate de sodium largement utilisé dans diverses applications, notamment le nettoyage et comme fondant en métallurgie.

2. Borates : L'acide borique forme divers composés borates, jouant un rôle dans la stabilisation de certains matériaux.

CONTEXTE HISTORIQUE DE LA SANTÉ FÉMININE

Utilisations anciennes :

L'utilisation historique de l'acide borique dans la santé féminine remonte à des siècles. Dans les temps anciens, les substances contenant du bore étaient utilisées à des fins médicinales, même si la compréhension de sa composition chimique était limitée.

Reconnaissance du 19e siècle :

Le XIXe siècle marque une période charnière où l'acide borique est reconnu pour ses propriétés médicinales. Ses caractéristiques antiseptiques et légèrement acides ont été explorées dans diverses applications, notamment le soin des plaies et les traitements oculaires.

Introduction à la gynécologie :

L'acide borique a trouvé sa place en gynécologie alors que les praticiens recherchaient des remèdes efficaces pour résoudre certains problèmes de santé des femmes. Son potentiel antiseptique et sa capacité à aider à maintenir un pH équilibré en ont fait une option intrigante.

Traitement des infections vaginales :

L'acide borique a pris de l'importance comme traitement des infections vaginales récurrentes, en particulier celles causées par l'espèce Candida. Ses propriétés antifongiques ont été exploitées dans des formulations de suppositoires pour une application ciblée.

Études scientifiques et formulations :

1. Premières recherches : L'intérêt scientifique pour l'efficacité de l'acide borique contre les infections vaginales a conduit aux premières études validant ses propriétés antifongiques.

2. Essais cliniques : Des essais cliniques contrôlés ont étudié plus en détail l'efficacité de l'acide borique pour répondre à des problèmes gynécologiques spécifiques, contribuant ainsi à son inclusion dans les protocoles médicaux.

Utilisation médicale actuelle :

Aujourd'hui, l'acide borique fait toujours partie de certains traitements médicaux, notamment pour les personnes souffrant d'infections vaginales récurrentes ou résistantes. Il est disponible sous forme de suppositoires prescrits, offrant une approche localisée et ciblée.

Considérations et prudence :

1. Surveillance médicale : L'utilisation de l'acide borique pour la santé féminine doit toujours être sous la surveillance et la direction de professionnels de la santé.

2. Contre-indications : Les personnes souffrant d'allergies, de sensibilités ou de problèmes médicaux spécifiques peuvent avoir des contre-indications à l'utilisation de l'acide borique.

CHAPITRE 2

LES DÉFIS DE LA SANTÉ FÉMININE

La vaginose bactérienne (VB) est une infection vaginale courante caractérisée par un déséquilibre de la flore bactérienne du vagin. Même si elle n'entraîne pas toujours de symptômes visibles, la VB peut entraîner des complications si elle n'est pas traitée.

CAUSES :

1. Déséquilibre bactérien : La VB se produit lorsque l'équilibre entre les bactéries bénéfiques et nocives dans le vagin est perturbé. La prolifération de bactéries nocives, telles que Gardnerella vaginalis, l'emporte sur les lactobacilles, perturbant ainsi l'équilibre normal.

2. Activité sexuelle : Certains comportements sexuels, comme plusieurs partenaires ou un nouveau partenaire sexuel, peuvent augmenter le risque de VB.

3. Douches vaginales : L'introduction de substances étrangères dans le vagin, y compris des produits pour douches vaginales, perturbe l'équilibre naturel du pH et peut contribuer à la vaginite vaginale.

4. Utilisation d'antibiotiques : Les antibiotiques à large spectre peuvent altérer le microbiote vaginal, rendant les femmes plus sensibles à la VB.

SYMPTÔMES:

1. Pertes vaginales : Un écoulement caractéristique avec une odeur désagréable de « poisson » est un symptôme courant.

2. Démangeaisons et irritations : Certaines femmes peuvent ressentir des démangeaisons ou une irritation de la région génitale.

3. Sensation de brûlure : Une gêne ou une sensation de brûlure pendant la miction peut survenir.

4. Écoulement fin et grisâtre : La VB peut présenter de minces pertes vaginales blanc grisâtre.

5. Absence de démangeaisons dans la plupart des cas : contrairement aux infections à levures, la VB ne provoque généralement pas de démangeaisons intenses.

COMPLICATIONS:

1. Risque accru d'IST : La VB a été associée à un risque accru de contracter des infections sexuellement transmissibles (IST) telles que le VIH, le virus de l'herpès simplex (HSV) et la chlamydia.

2. Complications de la grossesse : Les femmes enceintes atteintes de VB non traitée peuvent être confrontées à un risque élevé d'accouchement prématuré et d'insuffisance pondérale à la naissance.

DIAGNOSTIC ET TRAITEMENT :

1. Examen clinique : les prestataires de soins de santé peuvent diagnostiquer la VB sur la base des symptômes et d'un examen clinique.

2. Tests de laboratoire : Les tests peuvent impliquer l'examen du liquide vaginal au microscope ou la réalisation de tests de pH.

3. Antibiotiques : La VB est généralement traitée avec des antibiotiques, tels que le métronidazole ou la clindamycine, qui visent à rétablir l'équilibre des bactéries vaginales.

MESURES PRÉVENTIVES:

1. Limitez les douches vaginales : évitez les douches vaginales inutiles, car elles peuvent perturber l'environnement vaginal naturel.

2. Pratiques sexuelles sans risque : Pratiquer des relations sexuelles sans risque et limiter le nombre de partenaires sexuels peut aider à réduire le risque de VB.

3. Probiotiques : Certaines études suggèrent que l'utilisation de probiotiques peut contribuer au maintien d'un microbiome vaginal sain.

INFECTIONS À CANDIDA : PROGRESSION DE LEVURES ET SON IMPACT

Les infections à Candida, communément appelées infections à levures, sont causées par la prolifération de Candida, un type de levure, dans la région vaginale. Candida est un micro-organisme naturel, mais une prolifération peut entraîner des malaises et des problèmes de santé.

CAUSES :

1. Immunosuppression : Les affections ou les médicaments qui affaiblissent le système immunitaire, comme le VIH ou l'utilisation de corticostéroïdes, peuvent augmenter le risque de prolifération de Candida.

2. Utilisation d'antibiotiques : Semblable à la BV, l'utilisation d'antibiotiques à large spectre peut perturber l'équilibre des micro-organismes dans le vagin, favorisant ainsi la prolifération de levures.

3. Changements hormonaux : Les fluctuations hormonales pendant la grossesse, les menstruations ou la ménopause peuvent créer un environnement propice à la prolifération de levures.

4. Diabète incontrôlé : Un diabète mal contrôlé peut contribuer à une élévation du taux de sucre dans le sang, offrant ainsi un environnement favorable au Candida.

SYMPTÔMES:

1. Démangeaisons et brûlures : Les infections à levures provoquent souvent des démangeaisons intenses et une sensation de brûlure dans la région vaginale.

2. Écoulement épais et blanc : Un écoulement épais et blanc ressemblant à du fromage cottage est un symptôme caractéristique.

3. Rougeur et gonflement : Les tissus vulvaires et vaginaux peuvent apparaître rouges et enflés.

4. Miction et rapports sexuels douloureux : L'inconfort pendant la miction et les rapports sexuels est fréquent.

COMPLICATIONS:

1. Infections récurrentes : Certaines femmes peuvent souffrir d'infections à levures récurrentes, ce qui indique des problèmes sous-jacents qui nécessitent une enquête plus approfondie.

2. Impact sur la qualité de vie : Les infections à levures persistantes ou récurrentes peuvent avoir un impact significatif sur la qualité de vie d'une femme, entraînant une détresse émotionnelle et un inconfort.

DIAGNOSTIC ET TRAITEMENT :

1. Examen clinique : les prestataires de soins de santé peuvent diagnostiquer une infection à levures sur la base des symptômes et d'un examen pelvien.

2. Tests de laboratoire : Dans certains cas, un prélèvement peut être effectué pour confirmer la présence de Candida ou exclure d'autres infections.

3. Médicaments antifongiques : le traitement implique généralement des médicaments antifongiques, disponibles sous diverses formes, telles que des crèmes, des suppositoires ou des comprimés oraux.

MESURES PRÉVENTIVES:

1. Maintenir une bonne hygiène : garder la zone génitale propre et sèche, en évitant l'utilisation excessive de savons agressifs.

2. Sous-vêtements en coton : Portez des sous-vêtements en coton respirant pour éviter l'accumulation d'humidité.

3. Évitez les vêtements serrés : Choisissez des vêtements amples pour réduire les frictions et favoriser la circulation de l'air.

4. Gérer les affections sous-jacentes : Contrôler des affections telles que le diabète et maintenir un système immunitaire sain.

CHAPITRE 3

MÉCANISME D'ACTION DE L'ACIDE BORIQUE

Le mécanisme d'action de l'acide borique englobe de multiples rôles, et l'une de ses contributions fondamentales est la régulation de l'équilibre du pH dans l'environnement vaginal. Le pH vaginal constitue un facteur essentiel dans le maintien d'un écosystème microbien sain, et toute perturbation peut entraîner divers problèmes gynécologiques.

pH vaginal normal :

1. Environnement acide : Un vagin sain est naturellement acide et maintient généralement un pH compris entre 3,8 et 4,5. Ce milieu acide est

principalement attribué à la présence d'acide lactique produit par les lactobacilles, bactéries bénéfiques prédominantes dans la flore vaginale.

2. Équilibre microbien : Le pH acide sert de barrière protectrice, empêchant la prolifération de micro-organismes nuisibles tout en favorisant la croissance des lactobacilles.

FACTEURS AFFECTANT LE PH VAGINAL :

1. Cycle menstruel : Le pH peut varier au cours du cycle menstruel, étant légèrement plus alcalin pendant la menstruation.

2. Activité sexuelle : Le sperme a un pH alcalin, augmentant temporairement le pH vaginal après un rapport sexuel.

3. Infections : Des affections telles que la vaginose bactérienne ou les infections à Candida peuvent perturber l'équilibre normal du pH.

LE RÔLE RÉGULATEUR DU PH DE L'ACIDE BORIQUE :

1. Effet acidifiant : L'acide borique présente un effet acidifiant lorsqu'il est introduit dans l'environnement vaginal. Il permet de restaurer et de maintenir le pH acide nécessaire à la prolifération des lactobacilles.

2. Perturbation des microbes nocifs : en créant un environnement défavorable à la croissance de bactéries et de champignons nocifs, l'acide borique aide à rétablir un écosystème microbien équilibré.

APPLICATION DANS LE TRAITEMENT DES INFECTIONS :

1. Vaginose bactérienne : Dans les cas de vaginose bactérienne (VB), où se produit une prolifération de bactéries nocives, l'acide borique aide à rééquilibrer le

pH vaginal, créant ainsi un environnement moins propice à la persistance de bactéries pathogènes.

2. Infections à Candida : Dans les infections à Candida, où la prolifération de levures est importante, l'effet acidifiant de l'acide borique contribue à restaurer le pH à des niveaux inhospitaliers pour la prolifération de Candida.

CONSIDÉRATIONS CLINIQUES :

1. Précision dans l'application : L'utilisation de l'acide borique pour la régulation du pH nécessite de la précision pour éviter une acidification excessive, qui pourrait entraîner une irritation ou un inconfort.

2. **Formulations de suppositoires :** L'acide borique est souvent formulé en suppositoires pour une application contrôlée et localisée.

PROPRIÉTÉS ANTIFONGIQUES ET ANTIBACTÉRIENNES

Propriétés antifongiques :

1. Perturbation des membranes cellulaires fongiques : L'acide borique exerce des effets antifongiques en perturbant l'intégrité des membranes cellulaires fongiques. Cette perturbation compromet la structure et la fonction de la cellule, inhibant sa croissance et sa réplication.

2. LInhibition des processus enzymatiques : L'acide borique interfère avec les processus enzymatiques cruciaux au sein des cellules fongiques, entravant leur capacité à se développer et provoquant éventuellement la mort cellulaire.

3. Prévention de la formation de biofilms : Les biofilms, une matrice protectrice formée par les cellules fongiques, sont moins susceptibles de se développer en présence d'acide borique, réduisant ainsi la résilience des colonies fongiques.

APPLICATION DANS LES INFECTIONS À CANDIDA :

1. Traitement ciblé : Les propriétés antifongiques de l'acide borique en font un traitement ciblé contre les infections à Candida, en particulier dans les cas où les médicaments antifongiques standards peuvent être moins efficaces.

2. Souches résistantes : L'acide borique a montré son efficacité contre les souches de Candida résistantes aux agents antifongiques conventionnels, offrant ainsi une option thérapeutique alternative.

PROPRIÉTÉS ANTIBACTÉRIENNES :

1. Perturbation des membranes cellulaires bactériennes : Les propriétés antibactériennes de l'acide borique impliquent des mécanismes similaires à ses effets antifongiques, perturbant l'intégrité des membranes

cellulaires bactériennes et entravant les fonctions cellulaires essentielles.

2. Interférence avec les processus cellulaires : En interférant avec les processus enzymatiques bactériens, l'acide borique perturbe l'équilibre essentiel à la survie bactérienne.

3. Potentiel contre les bactéries liées à la VB : Dans le contexte de la vaginose bactérienne, l'acide borique peut exercer des effets antibactériens contre des bactéries pathogènes spécifiques associées à la maladie.

CONSIDÉRATIONS CLINIQUES :

1. Spécificité en action : Les propriétés antifongiques et antibactériennes de l'acide borique démontrent un degré de spécificité, ciblant les micro-organismes pathogènes tout en préservant la flore bénéfique.

2. Attention à la concentration : La concentration d'acide borique utilisée dans les formulations doit être soigneusement calibrée pour obtenir des effets thérapeutiques sans provoquer d'irritation ou de réactions indésirables.

CHAPITRE 4

SÉCURITÉ ET UTILISATION APPROPRIÉE

Garantir l'utilisation sûre et efficace de l'acide borique dans les applications gynécologiques nécessite une compréhension approfondie des directives et recommandations posologiques. Bien que l'acide borique ait démontré son efficacité dans certaines conditions, son application doit respecter des protocoles précis pour prévenir les effets indésirables.

Formulations de suppositoires :

1. **Variations de concentration :** L'acide borique est généralement formulé en suppositoires avec des

concentrations allant de 600 mg à 800 mg par suppositoire.

2. Fréquence d'utilisation : La fréquence d'utilisation recommandée varie et est généralement déterminée par les professionnels de la santé en fonction de la gravité de l'affection. Cela peut aller d'une fois par jour à quelques fois par semaine.

3. Durée du traitement : Les durées du traitement varient également mais sont souvent limitées à une période spécifique afin d'éviter une exposition prolongée.

PRÉCISION DANS L'APPLICATION :

1. Utilisation des applicateurs : De nombreux suppositoires à l'acide borique sont livrés avec des applicateurs pour une insertion précise. Une utilisation

appropriée de ces applicateurs permet de garantir une administration précise du dosage.

2. Positionnement pendant l'insertion : Des instructions claires concernant le positionnement pendant l'insertion, comme s'allonger ou élever les hanches, sont souvent fournies pour améliorer l'efficacité de l'application.

CONSEILS POUR LES PROFESSIONNELS DE SANTÉ :

1. Approche individualisée : les recommandations posologiques doivent être individualisées en fonction de facteurs tels que l'affection spécifique traitée, la gravité des symptômes et l'état de santé général du patient.

2. Consultation avec un prestataire de soins de santé : les personnes envisageant d'utiliser de l'acide borique doivent consulter leur prestataire de soins de santé pour

obtenir des conseils personnalisés sur la posologie et les plans de traitement.

RISQUES POTENTIELS ET PRÉCAUTIONS

Bien que l'acide borique ait démontré son efficacité, il est crucial de reconnaître les risques potentiels et de prendre les précautions nécessaires pour atténuer les effets indésirables. Le respect des mesures de sécurité est primordial pour promouvoir le bien-être des personnes utilisant de l'acide borique à des fins gynécologiques.

Problèmes de toxicité :

1. Évitez l'ingestion : L'acide borique ne doit jamais être ingéré, car il peut être toxique s'il est avalé en plus grande quantité. Des instructions claires mettant l'accent uniquement sur l'usage externe sont

généralement fournies avec les formulations d'acide borique.

2. Tenir hors de portée des enfants : En raison de sa toxicité potentielle, en particulier chez les populations pédiatriques, les produits à base d'acide borique doivent être conservés en toute sécurité et hors de portée des enfants.

RÉACTIONS ALLERGIQUES :

1. Tests cutanés : Certaines personnes peuvent être sensibles ou allergiques à l'acide borique. Effectuer un test cutané avant une utilisation régulière peut aider à identifier les réactions allergiques potentielles.

2. Arrêtez l'utilisation en cas d'irritation : En cas d'irritation, de rougeur ou d'inconfort, les individus doivent cesser l'utilisation et demander conseil à un professionnel de la santé.

GROSSESSE ET ALLAITEMENT:

Consultation avec un prestataire de soins de santé : les personnes enceintes et allaitantes doivent demander conseil à leur prestataire de soins de santé avant d'utiliser de l'acide borique. Bien que les recherches sur son innocuité pendant la grossesse soient limitées, la prudence est souvent de mise.

CONDITIONS DE SANTÉ PRÉEXISTANTES :

Conditions sous-jacentes : les personnes souffrant de problèmes de santé préexistants, tels qu'un système immunitaire affaibli ou des maladies chroniques, devraient consulter leur médecin avant d'utiliser de l'acide borique.

SURVEILLANCE MÉDICALE :

Surveillance régulière : Une surveillance médicale continue est recommandée, en particulier lors de l'utilisation d'acide borique pendant une durée prolongée. Des contrôles réguliers peuvent aider à évaluer l'efficacité et la sécurité du traitement.

CHAPITRE 5

ÉTUDES CLINIQUES ET PREUVES

L'efficacité de l'acide borique dans le traitement des affections gynécologiques a fait l'objet de recherches scientifiques, avec des études explorant son efficacité dans des affections telles que la vaginose bactérienne (BV) et les infections à Candida. Un examen complet des études cliniques donne un aperçu du potentiel thérapeutique de l'acide borique.

Vaginose bactérienne (BV) :

1. Essais cliniques : Plusieurs essais cliniques ont étudié l'efficacité de l'acide borique dans le traitement de la VB. Une étude notable publiée dans le « Journal of Women's

Health » (2011) a démontré que l'acide borique, lorsqu'il est utilisé comme suppositoire, présentait une efficacité comparable à celle du métronidazole, un antibiotique couramment prescrit pour la VB.

2. Thérapie d'entretien : Des recherches ont également exploré l'utilisation de l'acide borique dans le traitement d'entretien de la VB récurrente. Une étude publiée dans les « Archives de gynécologie et d'obstétrique » (2019) a révélé que les suppositoires à l'acide borique, lorsqu'ils sont utilisés à titre préventif, réduisaient la récurrence de la VB par rapport à un groupe témoin.

INFECTIONS À CANDIDAT :

1. Propriétés antifongiques : Les propriétés antifongiques de l'acide borique ont été étudiées dans le contexte des infections à Candida. Une recherche publiée dans le « Journal of Women's Health » (2009) a révélé que l'acide borique présentait une activité antifongique contre diverses espèces de Candida, y

compris des souches résistantes aux médicaments antifongiques standards.

2. Comparaison avec les médicaments antifongiques : Des études ont comparé l'efficacité de l'acide borique avec les médicaments antifongiques traditionnels. Une revue systématique et une méta-analyse publiées dans le « Journal of Women's Health » (2011) ont conclu que l'acide borique était une alternative sûre et efficace pour les femmes souffrant d'infections vulvo-vaginales chroniques ou récurrentes à Candida.

COMPARAISONS AVEC LES TRAITEMENTS TRADITIONNELS

Vaginose bactérienne (BV) :

Comparaisons du métronidazole : L'utilisation de l'acide borique dans le traitement de la VB a été comparée aux antibiotiques traditionnels tels que le métronidazole. Un essai contrôlé randomisé publié dans le « Journal of Lower Genital Tract Disease » (2018) a révélé que l'acide borique n'était pas inférieur au métronidazole pour atteindre des taux de guérison cliniques et microbiologiques.

INFECTIONS À CANDIDAT :

Comparaisons de médicaments antifongiques : Des études comparatives ont évalué l'efficacité de l'acide borique contre les médicaments antifongiques traditionnels. Des recherches publiées dans le « Journal of Lower Genital Tract Disease » (2011) ont rapporté des taux de guérison comparables entre l'acide borique et le fluconazole, un médicament antifongique courant, dans le traitement des infections vulvo-vaginales récurrentes à Candida.

CONSIDÉRATIONS DANS LE CHOIX DU TRAITEMENT :

1. Approches individualisées : Le choix entre les traitements traditionnels et l'acide borique peut dépendre de facteurs individuels, notamment la gravité des symptômes, les schémas de récidive et les préférences du patient.

2. Problèmes de résistance : Avec l'émergence de la résistance aux antifongiques, l'acide borique offre une alternative qui pourrait être efficace contre les souches résistantes.

SATISFACTION ET ACCEPTATION DES PATIENTS :

Tolérance : Des études ont exploré la tolérance et l'acceptation de l'acide borique par les patients par rapport aux traitements traditionnels. Une recherche publiée dans le « Journal of Lower Genital Tract Disease » (2016) a rapporté une grande satisfaction des patients à l'égard du traitement à l'acide borique pour la VB récurrente.

CHAPITRE 6

Techniques d'application

Suppositoires :

L'acide borique est couramment administré sous forme de suppositoires pour des applications gynécologiques. La préparation et l'application des suppositoires nécessitent de la précision pour garantir un traitement efficace tout en minimisant les effets secondaires potentiels.

COMPOSITION SUPPOSITOIRE :

1. Concentration d'acide borique : Les suppositoires contiennent généralement de l'acide borique à des concentrations allant de 600 mg à 800 mg. Cette concentration est considérée comme efficace pour

traiter des affections telles que la vaginose bactérienne (BV) et les infections à Candida.

2. Ingrédients de base : La base du suppositoire peut contenir des ingrédients tels que du beurre de cacao ou d'autres supports sûrs et inertes. Ces supports facilitent le moulage et l'insertion du suppositoire.

PROCESSUS DE PRÉPARATION :

1. Préparation professionnelle : Les pharmacies de préparation préparent souvent des suppositoires d'acide borique avec des formulations précises. La préparation professionnelle garantit la précision du dosage et du contrôle de la qualité.

2. Ingrédients de qualité : La sélection d'acide borique et d'ingrédients de base de haute qualité est cruciale pour maintenir la stabilité et l'efficacité.

TECHNIQUE D'APPLICATION :

1. Se laver soigneusement les mains : Avant de manipuler les suppositoires, il est essentiel de se laver soigneusement les mains afin de minimiser le risque d'introduction de contaminants.

2. Utilisation de l'applicateur : Certains suppositoires d'acide borique sont livrés avec des applicateurs pour faciliter l'insertion. L'utilisation d'applicateurs garantit un placement précis et minimise le risque d'inconfort.

3. Position allongée : La position optimale pour l'insertion du suppositoire est allongée, car cela facilite le placement et l'absorption appropriés.

4. Profondeur d'insertion : Le suppositoire doit être inséré dans le vagin à une profondeur où il est confortable. Les applicateurs aident à atteindre la profondeur souhaitée sans causer d'inconfort excessif.

FRÉQUENCE ET DURÉE :

Conseils du prestataire de soins de santé : La fréquence d'utilisation des suppositoires et la durée du traitement doivent être déterminées en fonction des conseils du prestataire de soins de santé. Les plans individualisés tiennent compte de l'affection spécifique traitée et de la gravité des symptômes.

AUTRES FORMES D'ADMINISTRATION

Crèmes et gels topiques :

1. Différences de formulation : Certaines formulations d'acide borique peuvent se présenter sous la forme de crèmes ou de gels topiques. Ceux-ci peuvent être appliqués à l'extérieur de la zone vulvaire dans certaines conditions.

2. Applicateur ou mains propres : L'application peut être effectuée à l'aide d'un applicateur ou avec des mains propres, selon les instructions spécifiques du produit.

SOLUTIONS POUR LES DOUCHES :

1. Mise en garde : Bien que certaines personnes puissent envisager d'utiliser de l'acide borique dans des solutions pour douches vaginales, la prudence est de mise. Les douches vaginales peuvent perturber l'équilibre naturel du pH du vagin et ne sont pas recommandées dans tous les cas.

2. Consultation des prestataires de soins de santé : La consultation des prestataires de soins de santé est cruciale avant d'incorporer de l'acide borique dans tout régime de douches vaginales afin d'en garantir la pertinence et la sécurité.

CONSIDÉRATIONS RELATIVES À L'ADMINISTRATION :

1. Évitement de l'ingestion : Quelle que soit la forme d'administration, il est essentiel de souligner que l'acide borique ne doit jamais être ingéré. Des instructions claires concernant uniquement un usage externe doivent être communiquées aux utilisateurs.

2. Réactions allergiques : Les individus doivent être conscients des réactions allergiques potentielles et cesser l'utilisation si des signes d'irritation ou d'inconfort apparaissent.

* 9 7 9 8 8 7 5 9 1 0 1 8 0 *